J. BOULANGER
Officier de Réserve

Robert DACHEUX
Ex-Interne de l'Hôtel-Dieu d'Amiens

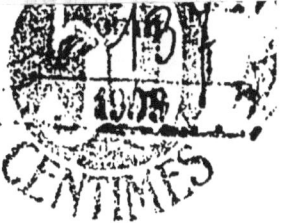

...mment on reste Sain et Propre

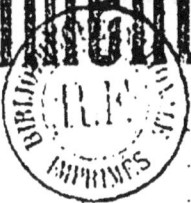

❧ ❧ ❧

MANUEL D'HYGIÈNE

pour les Candidats au Brevet d'Aptitude Militaire

❧

LIGUE FRANÇAISE MILITAIRE

Développement de la Préparation militaire et des Sports
en France
—
2, Rue Boucher-de-Perthes, 2
AMIENS

TABLE DES MATIÈRES

Comment on reste Sain et Propre

MANUEL D'HYGIÈNE

pour les Candidats au Brevet d'Aptitude Militaire

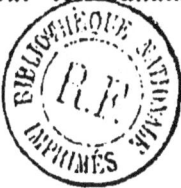

———— ✢ ————

à Henri DESGRANGE

Directeur de « l'*Auto* »

En témoignage d'admiration pour sa belle
campagne de prophylaxie sanitaire et morale.

————— ————

NOTRE BUT

———

L'Instruction du 7 Novembre 1908 a ajouté fort sagement au programme du Brevet spécial d'aptitude
Militaire un interrogatoire sur l'hygiène. Le programme exact est celui-ci : « *Notions élémentaires d'hygiène et soins corporels* ». Le coefficient est 5, la note mi-
nima nécesaire pour l'obtention du Brevet est 10 sur
20.

Bien que nous ne pensions pas que les officiers qui
font passer l'examen posent des questions en dehors
de l'hygiène individuelle proprement dite, nous avons
réuni dans cette brochure tout ce qu'un jeune homme

de 20 ans doit savoir sur l'hygiène. Notre brochure est donc plus complète que l'interrogatoire du Brevet ne le voudrait mais pour ne pas effrayer les candidats par cette longueur nous avons groupé à la fin du volume les questions qui peuvent être posées au candidat à l'examen du Brevet.

Nous avons indiqué en passant quel devrait être l'hygiène à suivre par le Candidat quand il serait soldat sans toutefois entrer dans les détails de la vie militaire. Il apprend tout cela au régiment.

Dans un questionnaire destiné à des candidats au Brevet nous avons trouvé entre autres, les questions suivantes au chapitre : « Hygiène » :

— Comment utilise-t-on le feu pour coucher au bivouac ?

— Qu'appelle-t-on feuillées ? Où les emploie-t-on ? Où et comment les creuse-t-on ?

Ces questions seront-elles posées aux candidats au Brevet ? Non ; sûrement, non. Elles font partie de l'éducation du soldat proprement dite et c'est à la caserne qu'il les apprendra. De même qu'on n'interroge pas les candidats sur le service des places ou sur le service en campagne, on ne peut les interroger sur les bivouacs et les feuillées.

Que les candidats se contentent d'étudier les questions qui sont à la fin de ce volume, ils pourront se dire bien préparés pour l'interrogatoire d'hygiène et ils gagneront ainsi la confiance en eux qui les fera réussir.

CHAPITRE I

L'HYGIÈNE

Définition

D'après l'étymologie, ce mot signifie *Santé*. « C'est « le plus beau présent que la nature nous sache « faire », dit Montaigne. C'est vrai ; mais encore ne faut-il pas gaspiller ce bien précieux, le premier de tous, au dire de Platon ; encore ne faut-il pas le perdre en se jouant, soit par insouciance, soit par ignorance.

Entre l'état de santé absolue et l'état de maladie, se trouve un état de santé relative qui n'est pas encore la maladie, mais qui peut la devenir bientôt si les précautions pour s'en préserver sont insuffisantes. Parfois, par des soins et une prophylaxie raisonnés, on ne dépasse pas cette frontière ; et cela grâce à l'hygiène.

L'hygiène aura donc pour but : la conservation et l'amélioration de la santé (hygiène individuelle), de la préserver contre toutes les influences extérieures (prophylaxie), et de placer l'homme dans les meilleures conditions pour mieux vivre sa vie.

Historique

L'hygiène est aussi vieille que le monde, et a été le souci de toutes les civilisations. Moïse la prêcha,

2

au nom de Jéhovah ; Lycurgue en répandit les préceptes au nom de la Patrie, et Hippocrate au nom
de la Nature ; ainsi, l'hygiène, tour à tour religieuse,
civile ou scientifique, tient une place dans l'histoire
de l'Humanité: Mais, jadis, elle n'était fondée que
sur l'empirisme (qui est pourtant un des modes de
l'observation). « L'empirisme, dit le Professeur Ro-
« ger, n'est pas la négation de la Science, elle en est
« le premier échelon : c'est une expérience irraison-
« née que la tradition nous a transmise ». Aujour-
d'hui, l'hygiène s'appuie sur l'expérimentation, et les
décisions qu'elle émet sont sans appel.

A qui doit être enseignée l'hygiène

L'hygiène, préoccupation de tous, devrait être
connue de tous. C'est à tous ceux qui savent com-
prendre et raisonner que son étude s'adresse ; c'est
à l'adolescent qui va bientôt entrer dans la vraie vie,
où il aura une personnalité ; c'est au soldat pour qui
ce sera une question d'intérêt primordial ; c'est à
l'homme, enfin, qui devra mettre constamment en
pratique les principes qu'il n'aura garde d'oublier,
car il s'agira de la santé des autres et surtout de la
sienne propre. L'hygiène est alors plus qu'une science, c'est une vertu.

De quelque côté qu'on l'envisage, religieux, civil
ou scientifique, l'hygiène est non seulement utile,
elle est indispensable. Dans le rapide exposé qui va
suivre, nous la dégagerons de tous les points de vue

théoriques, d'expérimentation ou de législation, pour ne considérer que le point de vue pratique. Et, pour satisfaire les esprits curieux, nous indiquerons les raisons physiologiques ou pathologiques sur lesquelles s'appuient les préceptes que nous avançons.

Division de l'hygiène

L'homme est un tout, un être vivant, une sorte de machine ayant ses besoins et ses fonctions. Il y a tout lieu d'examiner quelles sont les règles vis-à-vis de lui-même (hygiène individuelle) et les règles vis-à-vis de ses semblables (hygiène collective, prophylaxie). Nous ne nous occuperons point des questions telles que : l'habitation, le chauffage, l'éclairage, etc., qui sortent de notre cadre et sont du ressort du spécialiste.

L'*hygiène individuelle* peut se diviser en :
Hygiène de la peau (propreté corporelle) ;
    »   de la respiration ;
    »   de l'alimentation ;
    »   des organes de la reproduction (organes génitaux) ;
    »   des muscles (hygiène athlétique) ;
    »   des vêtements.

L'*hygiène collective* pourra être étudiée en :
Prophylaxie des maladies parasitaires ;
    »   des maladies microbiennes ;
    »   des maladies vénériennes.

CHAPITRE II

L'HYGIÈNE INDIVIDUELLE

L'homme est un être organisé, le plus perfectionné peut-être de tous les êtres : c'est un assemblage merveilleux de différentes fonctions qui vivent chacune par elle-même, mais ne peuvent pourtant vivre l'une sans l'autre ; digestion, respiration, circulation, organes des sens, de la reproduction, systèmes musculaire, nerveux, tout concourt à l'harmonie de l'homme. Chacune doit donc avoir des soins particuliers.

PROPRETÉ CORPORELLE

La peau, enveloppe même de l'homme, le protège contre toutes les influences extérieures. Elle est percée d'une quantité innombrable de petits orifices nommés *pores* où viennent s'ouvrir les glandes sudoripares ; par là s'élimine la sueur, liquide entraînant hors du corps des déchets de l'organisme. (Entre autres matières, l'urée, que l'on retrouve également dans l'urine). — En plus de cette fonction, la peau respire, et ceci est vérifié par les expériences suivantes : si l'on couvre la peau d'un animal, d'un enduit imperméable, d'un vernis, on voit aussitôt la respiration s'affaiblir, se ralentir, s'arrêter même parfois, et en tous cas devenir insuffisante. — On s'étonne de voir les gens ébouillantés (alors même que la brûlure est légère) succomber rapidement. L'étendue de la brûlure a plus d'importance que la profondeur. La mort qui survient ici, a pour cause la suppression d'un émonctoire normal, la cessation de la respiration cutanée (lorsque le quart environ de la surface du corps est détruit fonctionnellement).

A la sueur et aux sécrétions normales de la peau (matières grasses), se mélangent à tout moment les cellules épidermiques qui desquament, les poussières de l'air contenant des microbes, origine de nombreuses maladies. Et ainsi se forme sur tout notre corps, incessamment, une couche de crasse, un véritable vernis naturel ; si nous ne l'enlevons, nous reproduisons alors, à nos dépens, l'expérience de l'animal, citée plus haut. — Cette crasse, pour être enlevée, sera transformée chimiquement, décapée, émulsionnée par les savons, puis sera entraînée par l'eau mécaniquement.

On emploiera l'eau froide, tiède ou chaude.

Soit sous forme d'*ablutions*, froides le plus souvent (tub ou douches). — Le *tub* (1) est une lotion de tout le corps avec une grosse éponge pressée entre les deux épaules, et généralement à l'eau froide ou tiède. Le tub, c'est la douche pratique, chez soi, ne nécessitant pas

(1). Prononcez TEUB, mot anglais qui signifie cuve. C'est en effet un grand récipient en zinc au milieu duquel on se met pour prendre cette lotion, afin de ne pas mouiller les appartements. Les mineurs remplacent le tub par un baquet fait d'un tonneau scié en deux ; les Japonais font de même.

d'installation particulière ; un récipient en zinc, une grosse éponge, une forte serviette et un gant de crin pour se frictionner après : voilà tout. — Les *douches*,

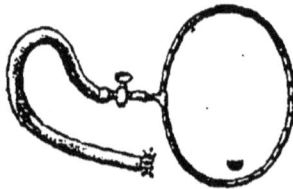

Collier-douche

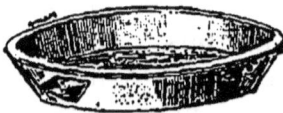

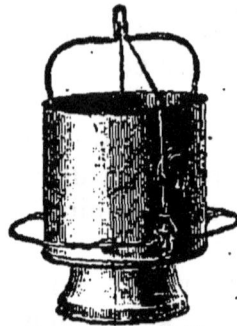

Seau à douches

Tub

au lieu d'une éponge, nécessitent des appareils spéciaux (pomme d'arrosoir, lances, etc.) qui déversent l'eau. — Le tub ou la douche prise tous les matins sont excellents pour se fortifier et s'aguerrir contre le froid : ils seront employés avec avantage par les sportsmen. Après les sports et les exercices, ces moyens rétabliront l'équilibre normal des fonctions.

Soit sous forme de *bains*. Le règlement militaire prescrit le lavage de la figure et des mains chaque matin, le lavage des pieds une fois par semaine au moins, et le bain général tous les quinze jours. Mais c'est là un minimum ; dans le service militaire où les causes de malpropreté (poussière en marche, en

manœuvre, au manège, pansage, corvées, etc.) sont
si nombreuses, il importe de se laver aussi souvent
qu'il sera nécessaire, trois ou quatre fois par jour,
s'il le faut. En outre qu'on se sent plus frais, plus
dispos, s'étant lavé après une marche fatigante ou
un exercice prolongé, on a également écarté de soi
les matières grasses et les poussières agglutinées par
la sueur, ainsi que l'odeur désagréable et pénétrante
que ne manquent jamais de répandre autour d'eux
les gens qui ne se lavent jamais.

Pour bien se laver, il importe d'humecter d'eau la
peau ; puis s'enduire le corps de savon, en insistant
surtout sur les parties les moins souvent lavées ; enfin,
après que le savon et les matières grasses de la peau
se sont combinés chimiquement, on les entraîne mécaniquement par le rinçage à l'eau claire. Ce temps est
aussi important que les autres, car la soude du savon,
restant en contact prolongé avec la peau, pourrait
provoquer des démangeaisons, ou des éruptions de
peu d'importance souvent, mais assez désagréables.
— On ne doit donc jamais se rendre aux bains sans
être muni d'une serviette et d'un morceau de savon ;
le meilleur et le plus économique est le savon de
Marseille. Mais celui-ci, étant plus riche en soude
que les savons fins et les savons parfumés, il importe
de bien se rincer.

Ces bains de tout le corps seront soit des *bains de
baignoire*, soit des *bains-douches*. Cette dernière forme existe dans toutes les casernes. Quelques rares

villes et certaines administrations (1) intelligentes, ont
fait installer des bains-douches populaires, initiative
qu'on ne saurait trop louer. Tout comme les classes
aisées, et même davantage, les classes ouvrières, les
travailleurs ont besoin de propreté ; et c'est à ces
dernières que s'adressent ces institutions philanthro-
piques qui ne nous laissent qu'un regret, celui de n'en
pas voir davantage. C'est un exemple qu'il faut admirer, qu'il faut louer, mais que les grandes sociétés
devraient suivre.

En été, les *bains de rivière*, les bains froids joignent
l'agréable à l'utile : ils contribuent à la propreté, ont
aussi un rôle tonique et réparateur. Comme pour les
grands bains, on ne doit pas se baigner moins de trois
heures après les repas. Combien d'accidents seraient
évités si les nageurs n'avaient commis l'imprudence
de se mettre à l'eau sitôt après avoir mangé (2). — Il
est inutile (et nombre de personnes ont ce préjugé)

---

(1) La Caisse d'Epargne d'Amiens ouvrait en 1907, un établissement de bains-douches qui devint promptement insuffisant,
tant l'affluence y était grande. Un second établissement, plus
vaste, va être bientôt ouvert en un autre point de la ville. Et
la Caisse d'Epargne se propose d'étendre cette œuvre philan-
thropique, au fur et à mesure de ses ressources.

Les premiers établissements de bains-douches ont été créés à
Bordeaux sous l'heureuse initiative de M. Cazalet.

(2) Quelques très rares nageurs peuvent entrer à l'eau après
avoir mangé. Mais c'est un exemple plutôt nuisible, car dangereux. Pour une personne qui pourra se passer cette fantaisie,
combien de milliers d'imprudents paieront de leur vie un fâ-
cheux exemple.

d'attendre que le corps ne soit plus en sueur pour se baigner dans l'eau froide (1) ; il y a, au contraire, inconvénient à se laisser refroidir après s'être déshabillé : l'évaporation de la sueur produirait un trop grand refroidissement préjudiciable à la santé (2). On ne doit se baigner que quand la respiration est normale. — On doit s'en abstenir si l'on se sent fatigué ou si l'on a froid (possibilité de congestion cérébrale, cardiaque ou pulmonaire, par insuffisance de réaction). Mieux vaut ce jour-là prendre un tub.

Il faut se plonger dans l'eau le plus vite possible, et mieux s'y jeter, et se hâter de nager.

La durée du bain ne doit pas être de plus de 15 à 30 minutes, selon la saison ; si le temps est froid, un plongeon et quelques brassées doivent suffire.

Se rhabiller sitôt après le bain, et ne point se « laisser sécher », mais au contraire, pour que la réaction (3) se fasse bien, s'essuyer et se frictionner avec une

(1) Il ne faut pas oublier pourtant l'exemple classique d'Alexandre qui faillit périr pour s'être baigné en sueur dans les eaux du Cydnus. Mais le danger est nul, lorsque le bain est de très courte durée.

(2) Le corps humain ressemble alors à ces vases poreux, à ces alcarazas, qui servent à rafraîchir l'eau qui y est contenue, par l'évaporation produite à leur surface.

(3) Lorsqu'on entre dans un bain, l'eau étant à une température plus basse que celle du corps, le sang de la peau, de le périphérie est refoulé dans les parties profondes de l'organisme. Bientôt l'équilibre se rétablit, et le sang revient à la périphérie : c'est à ce défaut de réaction que sont dus les accidents signalés ci-après, le sang restant accumulé dans les parties profondes.

serviette, puis faire quelque exercice, ou une bonne et rapide promenade.

Accidents des Bains de Rivière. — Un bain froid a été trop long, lorsque l'individu sort de l'eau avec un frisson, un tremblement des membres, le claquement des dents, le visage pâle, les lèvres violacées. — Certains hommes sont pris de syncope après leur entrée dans l'eau ; cette syncope est précédée d'une coloration violacée de la peau. Il est donc un devoir de faire sortir rapidement de l'eau ceux qui présenteraient cette coloration, alors même qu'ils ne ressentent aucun symptôme, ni aucun malaise. C'est pourquoi il est toujours plus prudent de se baigner en groupe, et à proximité d'un poste de secours. — Les nageurs, même les meilleurs ne sont pas à l'abri des accidents (congestions, herbes, crampes), et se noieraient certainement sans un secours immédiat.

Contre-indications des bains froids. — Il n'y en a pas pour se laver (bains, bains-douches), mais il y en a pour les bains froids. — Doivent n'en pas prendre les malades souffrant de coliques ou de diarrhée, atteints de maux de gorge, de toux ou de points de côté, de rhumatisme ou de quelque affection du cœur.

Les bains de mer ont une action tonique chez certains sujets débilités, scrofuleux ou lymphatiques. Les individus trop nerveux ou rhumatisants n'en devront point prendre. Outre les indications hygiéniques qui s'adressent à tous les bains froids, il est bon de rappeler ici la plus grande prudence : ne pas se baigner dans des endroits que l'on ne connait pas, ne pas se baigner seul ni loin d'un poste de secours, ne pas s'éloigner de la côte. La durée de ces bains ne devra pas dépasser 10 minutes.

Nous avons vu le rôle de la peau et l'importance de la propreté. Examinons rapidement chaque partie du corps, et les moyens hygiéniques spéciaux à chacun d'eux.

LA FACE ET LE COU.

La *face* et le *cou* seront nettoyés tous les jours avec la serviette, comme il est indiqué plus haut, à l'eau froide et au savon, non seulement au réveil, mais encore au retour de l'exercice. On évite ainsi les furoncles du cou, par cette pratique si simple.

LES OREILLES.

Les *oreilles* seront nettoyées également avec un coin de serviette et seront frottées dans les moindres recoins. Le conduit auditif externe sera débarrassé d'une secrétion naturelle, de couleur jaune, nommée le *cérumen*. Celui-ci peut s'accumuler en une sorte de bouchon qui obture le conduit et produit la surdité accompagnée ou non de bourdonnements. Des soins de propreté suffiront à prévenir cet accident ; mais il faut éviter d'employer des instruments pointus, ou de les faire pénétrer trop profondément dans le conduit, sous peine de blessures graves. Ces instruments, au

surplus, seront toujours entourés d'un linge trempé
dans l'eau chaude.

La bouche et les dents.

Les soins de la *bouche* et des *dents* sont parfois
négligés. On doit se brosser fréquemment les dents
pour enlever les débris alimentaires qui restent entre
elles ; ces parcelles, si elles ne sont enlevées, vont se
putréfier, donner une haleine désagréable et fétide,
et occasionner des maux d'estomac. — Les dentifrices
ne manquent pas ; un des plus simples, quoiqu'un peu
désagréable, est le savon ordinaire. — Les dents
cariées doivent être traitées le plus tôt possible. —
Les soins de la bouche devront être plus rigoureux
que jamais, chez les syphilitiques, les tuberculeux,
et les fumeurs. — La brosse à dents doit être personnelle et ne servir qu'à soi seul.

Comme cure-dents, ne pas employer d'épingles, ni
d'instruments de métal (trop agressifs), ni de cure-
dents en plume qui se salissent dans les poches. User
de petits bâtons de bois, de bouts d'allumettes taillés,
que l'on jette après s'en être servi.

Les cheveux.

Les *cheveux* seront courts ; ils seront nettoyés une
fois par semaine, ainsi qu'après les marches. Il faut
éviter les peignes fins qui cassent les cheveux. Pas de
cosmétiques ni de pommades, dont l'usage est mauvais pour la chevelure. — Les cheveux ont besoin de
propreté, d'air et de lumière. On ne devra donc em-

ployer les coiffures qu'à l'extérieur, jamais à l'intérieur des appartements, et coucher la tête découverte.
— Les peignes et brosses à cheveux seront personnels, et tenus proprement (1) ; on évite ainsi la transmission des parasites et des maladies du cuir chevelu. Pour la même raison, ne jamais mettre le képi, ni le chapeau d'un camarade.

La barbe.

La *barbe* est l'objet de trop de soins, pour être portée au régiment (quoique le règlement le permette, sous certaines conditions). Aussi mieux vaut se raser, mais toujours avec des instruments personnels.

Les mains.

Les *mains*, aussi bien que le visage, doivent être tenues rigoureusement propres : l'hygiène autant que les convenances, l'exige. Elles seront lavées au savon le plus souvent possible : le matin, avant chaque repas, après avoir été aux cabinets, après les exercices, corvées, etc. La plupart des affections « mal blanc », panaris, phlegmons, n'ont d'autres origine, qu'une écorchure banale, souillée par des poussières, ou contaminée par des mains malpropres. Les ongles ne devront pas être longs, et seront brossés fréquemment, des saletés et des microbes s'accumulant dans la rainure. Rien de plus répugnant que les ongles noirs des personnes négligentes, ou les ongles longs

(1) Les objets de toilette doivent être nettoyés souvent et mis à l'abri de la poussière.

que portent certains individus par un sentiment de coquetterie de mauvais aloi, et qui servent alternativement de cure-oreilles et de cure-dents.

LES ORGANES GÉNITAUX.

Les *organes génitaux* sont trop négligés, par suite d'une honte vraiment ridicule et d'une conception mauvaise de la pudeur. On devrait se souvenir des Pères de l'Eglise et se rappeler les paroles de Clément d'Alexandrie : « Comment aurai-je honte de nommer ces parties que Dieu n'a pas eu honte de créer ». — L'hygiène a ici ses droits plus que la pudeur, et il n'a rien d'obscène que la pensée qu'on y attache. — Tous les jours on lavera au savon et à l'eau, avec une serviette ou un linge humide, les organes génitaux, sans oublier le sillon entre le gland et le prépuce : là se dépose une matière blanchâtre, produit de secrétion, nommée *smegma préputial*. Cette matière s'accumulant, se putréfie, irrite le gland, peut l'ulcérer et ouvrir la porte aux maladies vénériennes (voir plus loin : Prophylaxie des maladies vénériennes.)

L'ANUS.

L'anus et la région avoisinante, doivent être lavés à l'eau froide très souvent. On évite ainsi les échauffements de cette région, et les clous de la fesse. — Il n'est pas inutile de recommander de ne jamais aller aux cabinets sans s'être muni de papier : cette précaution que la plupart peuvent juger saugrenue, doit être rappelée ici, étant parfois oubliée.

LES PIEDS.

Les *pieds*, pour le fantassin surtout, seront d'un soin constant ; mais cela ne veut point dire que cette région doit être négligée par les hommes des autres armes. Entre les doigts, s'accumule un mélange de sueur et de poussières, qui répand une odeur nauséabonde. La malpropreté des pieds a le double inconvénient d'être une gêne pour les voisins, et, de plus, de ramollir la peau, de la faire macérer, de la rendre plus sensible pour les marches et les exercices. On aura donc soin de nettoyer la plante des pieds, le cou-de-pied, et d'insister sur les espaces entre les orteils. Pour fortifier la peau, on pourra faire des lotions à l'eau additionnée de poudre d'alun, de tannin, d'un peu d'alcool ou de formol. — Les *ongles* seront coupés courts, en carré, et non pas en rond (le bord aminci presse alors sur les tissus, les coupe, et produit l'affection désignée sous le nom d'*ongle incarné.*) — Parfois, après des marches militaires, on a des *ampoules* au pied. Voici leur traitement : se bien laver les mains ; savonner la région de l'ampoule, rincer à l'eau claire ; puis, au moyen d'une épingle propre, passée d'abord à la flamme, percer l'ampoule à la base, et la vider par cet orifice ; ne pas enlever la peau, mais la laisser se dessécher d'elle-même ; recouvrir d'un linge propre. — Pour les *écorchures*, il faut d'abord nettoyer la plaie et la région avoisinante à l'eau et au savon, puis bien rincer à l'eau claire,

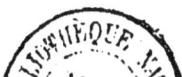

ensuite la débarrasser de toute souillure et de toute
impureté ; recouvrir enfin d'un linge propre parfois
imbibé d'une solution antiseptique.

Avant une marche militaire, on recommande de se
graisser soigneusement les pieds avec du suif, du
« philopode » ou tout autre produit spécial. Veiller
également à ce que la chaussette ne fasse pas de pli.

Les parties dures de la chaussure doivent être grais-
sées et frottées à l'huile de pied de bœuf ou au moyen
d'un dégras spécial.

Il faut se laver : c'est une vérité que trop de gens
oublient ; d'abord on écarte ainsi les microbes qui pullulent sur la peau : à la moindre écorchure, ils pénètrent à l'intérieur du corps, et voilà l'origine des abcès
et des infections. — Il faut se laver, mais il ne faut
pas attendre d'être sale pour se laver ; il faut enlever la
crasse avant qu'elle ne soit apparente, user de soins
de propreté le plus souvent possible : on n'exagère jamais sur ce sujet, car les causes diverses qui salissent
le corps sont de tous les instants. — Et si les affirma-
tions de l'hygiène et de la médecine ne suffisent pas
pour vous convaincre, vous n'avez qu'à relire l'Histoire de l'Humanité. Les peuples forts furent ceux qui
se lavaient : les Egyptiens, les Chaldéens, les Perses
qui en répandirent l'usage en Grèce. Les Lacédémo-
niens, les Athéniens se fortifiaient par des soins jour-
naliers : les gymnastes étaient réputés autant pour
leur force que pour la perfection de leurs formes, et

les marbres antiques que nous possédons, en disent plus que tous les discours. Les Romains avaient poussé jusqu'au raffinement les bains et les soins de propreté auxquels étaient habitués les soldats : et c'est ce qui fit d'eux les conquérants du monde. Ils jalonnaient leur route d'établissements thermaux et balnéaires, moyen de civilisation qui vaut mieux que l'alcool dont nous abreuvons aujourd'hui les peuplades sauvages. — Mahomet dans le Coran, avait prescrit les ablutions; car, dans sa sagesse, il savait que la propreté est utile à l'homme, et surtout aux Orientaux, qui, normalement secrètent plus de matières grasses, et ont naturellement davantage besoin de se laver. — Un peuple jeune et remuant, le Japon, a étonné dernièrement le monde, de son audace et de sa bravoure : semblables aux Romains, les Japonais ont un culte extrême pour la propreté, ses différentes religions lui prescrivant les soins du corps à l'égal de ceux de l'âme. Le bain quotidien est toujours de rigueur ; même durant la guerre russo-japonaise, les soldats nippons, chaque jour, creusaient la terre et prenaient leurs ablutions quotidiennes. — La propreté donne l'endurance et l'énergie. *Mens sana in corpore sano*, disait un adage romain : une âme saine dans un corps sain. Et, appliquant cette maxime, ils furent les maîtres du monde. Ce sont des exemples que l'on ne devrait jamais oublier.

LA RESPIRATION

Le sang rouge est envoyé par le cœur aux extré-
mités des membres, et par tout le corps : il transporte
de l'oxygène pour entretenir la vie des tissus, car tous
les tissus du corps vivent ; ils absorbent de l'oxygène,
le brûlent, et rendent au sang de l'acide carbonique,
produit de déchet. Le sang devenu noir est ramené au
cœur. Telle est la circulation. — La respiration a pour
but de renouveler le sang au contact de l'air (dans les
poumons). L'homme rejette donc dans l'air de l'acide
carbonique, et inspire de l'oxygène, gaz qui est con-
tenu dans l'air normal : le sang est redevenu rouge.
— Tels sont les 2 phénomènes qui se complètent l'un
l'autre, de la respiration et de la circulation.

On voit donc qu'il faut renouveler fréquemment l'air
des appartements, infecté par la respiration, le chauffage, l'éclairage, etc. Aussi, faut-il également ne pas
se tenir trop nombreux dans des pièces étroites, sous
crainte de ressentir les symptômes de commencement
d'asphyxie, maux de tête, étourdissement, bourdonne-
ment d'oreille, malaise général, palpitations. En pareil cas, sortir au grand air, et aérer largement l'ap-
partement.

Ces prescriptions doivent être observées dans les
locaux où l'on reste assez longtemps : chambres à coucher, dortoirs. On aura soin de n'y point fumer, de ne
point s'y tenir trop nombreux ni trop longtemps, afin
de ne point vicier l'air. Il ne faudra mettre dans les

chambres, ni plantes, ni poëles à combustion lente. L'éclairage au gaz, au pétrole, etc., brûle l'oxygène de l'air : aussi le seul éclairage hygiénique est l'électricité.

Il faut respirer par le nez, et non par la bouche ouverte ; chaque organe à sa détermination propre, la bouche étant faite pour manger ou parler, et le nez pour respirer. Passant par le nez, l'air se charge d'humidité utile à la respiration ; arrivant directement par la bouche ouverte, l'air froid, chargé de poussières et de microbes, frappe directement la gorge, et provoque des angines et diverses maladies des voies respiratoires.

L'ALIMENTATION

La respiration donne à l'organisme les gaz qui lui sont nécessaires ; par l'alimentation, il récupère d'autres matières chimiques dont il a besoin, et les puise dans les aliments.

Les aliments, tirés :

Soit du règne végétal : fruits, légumes ;

. Soit du règne animal : viandes, poissons ; devront être pris en quantité raisonnable et variée, pour donner, sous un volume minimum, les diverses substances indispensables à la santé, et surtout proportionnées à la dépense.

L'alimentation devra être *régulière*, c'est-à-dire prise à heures fixes, afin de laisser l'estomac se reposer après chaque digestion (1).

On devra manger *lentement*, afin que les aliments soient bien mastiqués et insalivés, car la salive est indispensable à la digestion et facilite le travail de l'estomac. C'est se préparer des maux d'estomac pour plus tard, que de ne pas mastiquer suffisamment. — Les épices, poivre, moutarde, cornichons, excitent la secrétion stomacale ; ils ne sont utiles que pris en petite quantité.

Il faudrait manger *proprement*, s'étant d'abord lavé les mains avant de se mettre à table, pour ne pas toucher le pain, de doigts encore souillés de poussière ou de fumier ; outre que cela est répugnant, c'est la cause de fièvre typhoïde et d'inflammations intestinales. — Ne pas manger gloutonnement, au risque de s'étrangler en avalant des os. — Ne pas manger avec les doigts, mais avec une fourchette et un couteau qui doivent être personnels, de même que le verre ou la cuiller ; c'est ainsi que l'on pourrait contracter la syphilis ou autre maladie contagieuse, par l'intermédiaire d'objets souillés par d'autres.

Comme *boisson*, prendre du vin, du cidre, de la bière (boissons naturelles). Point n'est besoin de boire

(1) Au régiment, le soldat fait deux repas par jour, à 10 heures et à 5 heures. De plus le matin au réveil il boit un « quart » de café.

Tout comme l'alimentation, les selles doivent être régulières : on doit se présenter à la garde-robe à heure fixe, une fois par jour ; l'intestin en prend facilement l'habitude.

entre les repas. A table, boire modérément : les boissons, prises en trop grande quantité, provoquent des dilatations d'estomac ; de plus, le suc gastrique étant trop dilué, la digestion en est rendue plus longue, et le travail de l'estomac plus fatigant. — *L'eau* sera bue, avec avantage (1), soit pure, soit en infusions : camomille ou tilleul, thé ou café : ces deux dernières étant un stimulant énergique après les grandes fatigues, ou avant des travaux pénibles. — Quant à *l'alcool*, c'est une question tellement importante, qu'il sera l'objet d'une étude spéciale.

L'Alcool.

L'alcool, extrait autrefois de la distillation du vin (esprit de vin), s'obtient maintenant de manières plus économiques et plus avantageuses pour le fabricant, mais plus nuisibles pour le consommateur. On l'extrait couramment de fruits, de betteraves, de grains, voire même du bois (esprit de bois). L'alcool est alors consommé sous forme de boissons fermentées (cidre, bière, vin) : soit sous forme de boissons distillées, nommées eaux-de-vie en France : cognac, provenant des raisins, eau-de-vie de cidre (pommes et poires), kirsch

---

(1) La boisson par excellence est l'eau, et l'on peut vivre et travailler en ne buvant que de l'eau ; c'est la seule boisson qui réponde à un besoin de l'organisme. — Une eau potable doit être fraîche, claire, et dépourvue d'odeur. En manœuvre, il est toujours plus prudent de boire l'eau sous forme d'infusion (thé ou café), ou de l'additionner d'un peu d'alcool de menthe ou de mélisse, par exemple. Dans les chambrées, la cruche à eau devra être loin des crachoirs ; elle sera recouverte pour éviter d'être contaminée par les poussières.

(cerises), rhum (canne à sucre), eau-de-vie de marc
(marc de raisin). — Aujourd'hui la plus grande partie
des eaux-de-vie sont des *alcools d'industrie*, extraits
de betteraves, de pommes de terre, de grains(maïs, riz,
seigle, orge, etc.). Ces produits sont extrêmement nuisibles, ont une saveur désagréable voilée par des bou-
quets artificiels, non moins dangereux. — On utilise
encore les alcools, sous forme de *liqueurs* (alcool addi-
tionné d'essences de plantes très toxiques) : tels sont
les apéritifs, bitter, vermouth, absinthe.« Ces diverses
essences peuvent être divisées en 2 groupes, au point
de vue de leur action pathologique :

Le groupe épileptisant (absinthe, fenouil, hysope),
qui détermine de l'hyperesthésie généralisée, des
tremblements, des fourmillements, des hallucinations,
des convulsions avec crises épileptiformes ; puis au
bout d'un certain temps, ces phénomènes sont suivis
d'une longue période de prostation et de somnolence :

Le groupe stupéfiant (anis, badiane, angélique, ori-
gan, mélisse, menthe) qui provoque surtout de la
somnolence, de la torpeur, de la perte de mémoire, de
la paresse intellectuelle, de l'hébétude, de l'affaiblis-
sement de la volonté, de l'engourdissement allant jusqu'à l'abrutissement. » (POUCHET).

Toutes ces essences sont contenues dans l'absinthe :
aussi l'usage de cette liqueur, comme du bitter entre
autres, a modifié le tableau classique de l'ivresse, grâce
à l'intervention des effets toxiques des essences : en
pareil cas, le coma est souvent précédé de convulsions
violentes.

Quant à l'action de l'alcool lui-même sur l'organisme, elle est de 2 sortes : l'abus de boissons alcooliques provoque l'alcoolisme aigu et l'alcoolisme chronique.

L'alcoolisme aigu, c'est *l'ivresse* : la dose d'alcool ingérée a été trop forte, et l'équilibre normal de l'individu est rompu. Dans quel triste état physique et moral est l'homme ivre ! Perte de toute dignité, pudeur et moralité, il peut commettre des actes délictueux ou criminels ; il est à la merci de tout et de tous. Les Spartiates montraient aux jeunes gens, des esclaves énivrés : la vue de ces ilotes donnait aux jeunes Lacédoniens, le dégoût de l'ivresse. — L'alcoolisme aigu n'est qu'un accident passager le plus souvent et ne laissant que peu de traces, quoique des cas de morts ne soient pas rares, ayant pour cause l'ivresse. Mais, que l'on prenne garde : de là à l'alcoolisme chronique, il n'y a qu'un pas, et il peut être vite franchi.

Dans *l'alcoolisme chronique*, l'homme boit régulièrement une dose d'alcool qui ne le rendra pas ivre ; il s'intoxique inconsciemment : cette dose, lentement mais sûrement attaquera tous les organes, estomac, foie, reins, cerveau. Quelques années après, l'homme héritera de son intempérance, et il s'étonnera que le verre de cognac après son café, (répété plusieurs fois par jour), que le verre de vin pris à jeun ou l'apéritif quotidien, l'ait conduit à l'état de déchéance où il est. Dans la vie, tout plaisir se paie par une peine ; et la satisfaction d'un verre d'alcool ingéré, se paiera d'autant plus cher, qu'il aura été répété. Ce sera, peut-on

dire, un capital donnant à longue distance, de forts
intérêts. Et ce sera l'amaigrissement, la perte d'appétit, les maladies d'estomac et de foie, le tremblement
des membres, les paralysies, les dépressions nerveu-
ses, les crampes nocturnes et les hallucinations terri-
bles où l'homme croit voir des animaux venir le dévo-
rer, les délires et les troubles cérébraux (démence,
épilepsie), et la mort par insuffisance du foie ou par
délire aigu (delirium tremens). Si nombre d'alcooliques encombrent les salles d'hôpitaux, c'est dans les
asiles d'aliénés que la plupart finissent : la proportion
de folie par l'alcool, augmente dans les statistiques
annuelles. L'action de l'alcool est variable sur chaque individu et elle se localise plus spécialement sur
le *locus minoris resistentiae*, qu'il soit héréditaire ou
acquis par une maladie antérieure ou par un régime
de vie défectueux. — Dans l'absinthisme (on a dû
créer ce terme médical, tellement sont nouveaux et
nombreux les désordres causés par cette liqueur), les
rêves, les cauchemars, les hallucinations présentent à
peu près la même intensité que dans l'alcoolisme chronique, mais les troubles de la vue (mouches volantes,
taches brillantes et scintillantes) sont beaucoup plus
fréquents et intenses.

Voilà les méfaits de l'alcool sur l'individu. Que sera son intérieur ? Pour satisfaire son besoin toujours
augmenté, le mari, pour aller boire son alcool, pren-
dra l'argent destiné à la nourriture de sa famille, sur
le pain de sa femme et de ses enfants. Vie de priva-

tion et de misère, quel triste spectacle lorsque le père
rentre ivre chez lui ; mais par la porte entr'ouverte, il
ramène quelqu'un : c'est la maladie. Car l'alcool, loin
d'être utile et de fortifier l'individu, le prépare aux infections, entre autres la tuberculose. L'épilepsie est
aussi présente. — Quant aux fonctions génératrices,
elles sont fortement affaiblies, et l'enfant qui naît parfois, hérite des lourdes fautes de ses parents : rachiti-
que, arriéré, ayant le mauvais exemple sous les yeux,
ce sera le futur gibier de cours d'assises, des maisons
de correction et des compagnies de discipline.— Maintenant, savez-vous ce que boit cet homme dans ce verre qui vacille en sa main tremblante ? Il boit, dit La-
mennais, les larmes, le sang, la vie de sa femme et de
ses enfants.

L'alcool est nuisible, mais surtout dans les saisons
froides, où son influence néfaste s'ajoute aux effets de
la température (1). Très souvent, dans les pays froids,
on voit les habitants et surtout les cochers entrer pour
se réchauffer dans les cabarets. S'ils usent de boissons
alcooliques notamment, comme on le fait en Russie,
ils sont souvent pris, quand ils ressortent dans la rue,
d'accidents graves et parfois tombent foudroyés. —
Du reste les Esquimaux et les Lapons n'usent pas de
ce moyen pour lutter contre la rigueur du froid : c'est

(1) Une mauvaise habitude est celle de « tuer le ver » le matin, en absorbant à jeun un verre d'alcool. Rien n'est plus mauvais que cette pratique, car l'alcool ingéré ainsi, est presque
tout entier absorbé dans le sang ; l'intoxication est plus rapide
et plus intense.

la graisse absorbée en grande quantité qui leur donne la chaleur nécessaire.

Dans les marches militaires, le vin et l'alcool sont également mauvais. Mieux vaut mettre dans le bidon, de l'eau additionnée d'alcool de menthe ou de café.

LE TABAC.

Le *tabac*, dont nous pouvons parler à côté de l'alcool, est un des poisons dont l'homme ne peut se passer, et, pour parler en paradoxe, comme toutes les choses inutiles, le tabac est indispensable. — Le tabac est une plante séchée, dont on use, soit en poudre (prise), soit mâchée (chique), soit fumée (cigarettes, cigare, en pipe). Cette plante contient la *nicotine*, produit toxique, qui est entraînée dans la bouche avec la fumée et avalée (1). — Le tabagisme chronique donne des palpitations, des battements cardiaques intermittents, respiration difficile, altération de la vue et du goût ; étourdissements, vertiges ; maux d'estomac. Le cancer de la langue, le « cancer des fumeurs » n'a souvent pas d'autre origine que l'abus du tabac.

Le tabac est entré dans les habitudes ; on fume, non par plaisir, mais par imitation. Le supprimer complètement est peut-être trop demander : mais on peut suivre sagement ces quelques conseils :

(1) Les Arabes ont recours à l'insufflation de fumée de tabac pour faire détacher les sangsues qui se fixent parfois dans l'arrière-gorge, en buvant l'eau des mares.

Fumer le moins possible (pas du tout serait mieux),
ne fumer jamais à jeûn.

Ne pas avaler la fumée, ni la rejeter par le nez.

Ne pas fumer la cigarette jusqu'au bout.

Fumer de préférence la pipe (la fumée arrive froide
dans la bouche, et ayant abandonné la nicotine dans
le tuyau).

Ne jamais fumer la pipe, ni la cigarette d'un ami,
fût-il le plus intime.

Fumer autant que possible dans des locaux bien
aérés.

Prendre grand soin de la bouche et des dents.

Tels sont les conseils que l'on peut donner, mais
qui ne seront guère suivis, rien n'étant plus tyranni-
que que les choses nuisibles.

LE VÊTEMENT

Les vêtements, faits d'étoffes diverses, ont pour but
de garantir le corps contre les intempéries et les varia-
tions de température. Quelques règles générales peuvent être énoncées. Les vêtements doivent être :

Amples, afin que la respiration se fasse sans gêne
et la circulation sans contrainte. La ceinture, soit dit
en passant, est un mauvais moyen pour maintenir le
pantalon : car, serrée, elle gêne le libre fonctionnement des organes abdominaux.

Perméables, afin de permettre les échanges gazeux
et la respiration de la peau : aussi les vêtements caout-
choutés, employés contre la pluie, sont-ils mauvais :

la sueur du corps reste emprisonnée au-dessous et imprègne d'humidité tous les vêtements.

Légers ou épais suivant la saison. Pour se garantir du froid, rien ne vaut le nombre plutôt que l'épaisseur des vêtements. L'air est un mauvais conducteur de la chaleur ; multipliez les couches d'air, la chaleur de votre corps se perdra moins. La laine, avec ses mailles multiples, les fourrures (mais portées à l'intérieur), des journaux pliés placés entre le gilet et le veston sont excellents contre le froid.

Le linge de corps doit faire l'objet de nos préoccupations. Appliquée sur la peau, cette partie du vêtement se salira à son contact ; aussi devra-t-on le changer fréquemment, et ne pas porter plus de 8 jours chemise ou caleçon. — L'usage du caleçon est indispensable en toute saison : c'est une sorte de pantalon de propreté, pour mieux préserver et la peau et le pantalon ; c'est, peut-on dire une doublure mobile. Une bonne pratique consiste à brosser tous les jours sa chemise et son caleçon, pour enlever la poussière, et les aérer. — La flanelle (comme le caleçon) ne doit pas être employée contre la rigueur de la température, mais comme régulateur de chaleur : elle absorbe la sueur du corps, mais ne laisse évaporer que lentement ce liquide, de façon à éviter le refroidissement. La flanelle doit être portée directement sur la peau, (sous forme de gilets ou de ceintures de flanelle) ; elle devra être souple, (si elle est raide, elle absorbe mal la sueur et ne remplit pas son rôle). — Les chaussettes seront de laine, de couleur grise de préférence (les autres nuances étant obtenues à l'aide de teintures irritantes). Elles seront changées fréquemment, tous les jours si possible.

Jamais, même pour se préserver du froid, on ne devra coucher avec ses chaussettes, caleçon, chemise de jour : on mettra alors sur son lit une couverture supplémentaire.

Les chaussures seront amples et souples, et ne gênant nullement le pied. « Trouver chaussure à son pied », est un axiome que les cordonniers semblent ne pas connaître. Cependant, il faut se féliciter de la mode des chaussures dites américaines. Les doigts et le pied prennent leur place normale et ne sont pas comprimés comme dans les chaussures à bout pointu. Le cuir le meilleur, souple et solide, est le box-calf.

Le lit, qu'on pourrait appeler un vêtement de nuit, devra être aéré chaque jour, les draps rejetés au pied du lit, au moins pendant une heure (comme le prescrit le règlement militaire), et les couvertures battues plusieurs fois par semaine.

Les *vêtements sportifs* seront différents suivant le sport qu'on pratiquera. Quoiqu'il en soit, on emploiera pas de vêtement flottant, mais de préférence un maillot de laine, qu'on pourra remplacer durant l'exercice seulement par un maillot de coton, plus léger, meilleur marché ; mais ce dernier a l'inconvénient, s'il est mouillé par la sueur de la laisser très rapidement s'évaporer, d'où refroidissement. Toujours, après quelque exercice que ce soit, on devra se couvrir de laine, de grands pardessus, d'ulsters, de sweaters. On peut faire des sports au grand air, même par mauvais temps, même en hiver, à la condition toutefois de se couvrir aussitôt après : la négligence est parfois fatale.

ORGANES DE LA GÉNÉRATION

L'hygiène relative aux organes de la génération est indiquée dans d'autres chapitres auxquels nous renvoyons le lecteur. — Pour l'hygiène individuelle (soins de propreté personnels), voir plus haut ; quant à la prophylaxie, comment se préserver des maladies vénériennes, voir plus loin, au chapitre « *Maladies Vénériennes* ».

Accidents causés par la chaleur et par le froid (1)

L'**insolation** est l'accident le plus commun causé par la trop grande chaleur, la fatigue, les vêtements trop chauds ou trop serrés, les excès alimentaires. **Symptômes** : faiblesse des membres, respiration haletante, face congestionnée ou très pâle, vertige, délire. **Soins à donner** : coucher l'homme à l'ombre, le déshabiller ; éloigner le public qui le priverait d'une partie de son air, lotions fraîches de la figure, appeler le médecin. Pour éviter les insolations, mettre un mouchoir entre la tête et le képi, en manière de couvre-nuque : faire halte à l'ombre ou sur les hauteurs ; s'asseoir, ne pas se coucher par terre ; ne pas prendre d'alcool durant les marches militaires.

Dans les accidents causés par le froid, faire des frictions avec de la neige, puis à sec, puis avec des linges tièdes et enfin chauds. Réchauffer par des frictions, mais jamais par la chaleur artificielle. N'élever que progressivement la température de la chambre. Et surtout ne pas réchauffer le malade brusquement en l'approchant du feu. Donner du thé ou du café ; jamais d'alcool. Pour éviter les accidents dus au froid, les hommes doivent marcher en rangs serrés : on doit même les frapper pour qu'ils ne s'arrêtent pas. Vêtements chauds. Ne pas boire d'alcool.

(1) Nous croyons devoir mettre ici ces quelques conseils qui sortent un peu de notre sujet, mais rendront quand même service à nos lecteurs.

CHAPITRE III.

L'HYGIÈNE COLLECTIVE

L'homme a des règles vis-à-vis de lui-même, c'est l'hygiène individuelle que nous venons d'étudier ; il a aussi des règles vis-à-vis de ses semblables, c'est l'hygiène collective dont nous allons maintenant nous occuper.

Dans le monde externe, l'homme se trouve en rapport d'influence, d'abord avec les autres hommes, puis avec les animaux, enfin avec l'ensemble des éléments

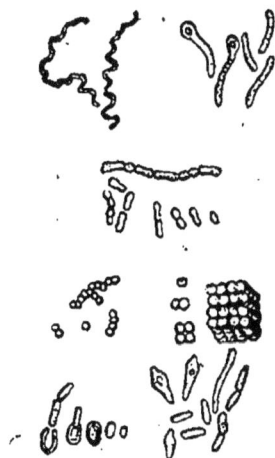

Bactéries diverses.
Considérablement grossies

qui constituent la nature : sol, air, astres, etc. La vie sera donc un combat incessant, c'est le *struggle-for-*

life d'où l'homme doit sortir vainqueur. — Le monde est peuplé d'animaux ; les plus dangereux pour l'homme ne sont pas les plus gros, mais les plus petits (mouches, insectes, qui vivent souvent en parasites sur l'homme), et même de plus infimes encore, de minuscules qu'on ne peut voir qu'au travers d'appareils grossissants nommés microscopes. Ces microbes (1), comme on les appelle, ne sont visibles que grossis 500, 1000, 1500 fois, et encore ne sont-ils vus qu'imparfaitement.

Nous allons étudier d'abord les maladies causées par les parasites, puis celles causées par les microbes ; enfin dans un chapitre spécial, nous parlerons des maladies vénériennes, qui sont également d'origine microbiennes.

MALADIES PARASITAIRES

On nomme *parasite* un être qui vit aux dépens d'un autre. Sa manière d'agir sera toute différente du microbe. Le parasite ménage son hôte, lui fait le moins de mal possible, lui soutire juste ce dont il a besoin pour sa propre existence. Il se trouve bien là où il est, et il ne se déplace que quand il sait trouver ailleurs des conditions d'existence meilleures. — Le microbe, lui, agit avec brutalité, se développe rapidement, tend à envahir l'organisme en entier, et engage une lutte

---

(1) Le mot MICROBE s'applique à tous les êtres microscopiques, qu'ils soient végétaux (bactéries) ou animaux.

terrible avec l'homme, où l'un des deux doit nécessairement succomber.

C'est à des parasites que sont dues : l'anémie des mineurs, l'affection dénommée ver solitaire, la teigne, la gale, le paludisme, etc. — Ce sont des parasites qui transportent des microbes, sèment l'infection et répandent l'épidémie, soit des mouches (maladie du sommeil) et des moustiques (paludisme, choléra, fièvre jaune), soit les puces des rats (peste) qui infectent l'homme, etc. — La tuberculose, maladie due à un microbe, peut être transmise par des parasites, mouches, puces et surtout punaises.

Etudions les parasites les plus connus de nos régions.

LA GALE.

La *gale* est une affection cutanée déterminée par un Acarien parasite, le *Sarcopte* : elle se caractérise par des lésions de la peau, très prurigineuses, c'est-à-dire occasionnant de violentes démangeaisons, surtout le soir et la nuit, à la chaleur du lit ou des appartements. — Les lésions peuvent se rencontrer sur tout le corps ; mais elles se localisent généralement aux poignets, à l'interstice et à la face latérale des doigts, à la verge, aux bourses, aux mamelons. — La gale se transmet surtout le soir, dans des draps ou du linge dont se sont servis auparavant des individus porteurs du parasite. Aussi convient-il, lors du traitement, de changer de linge après chaque bain, de façon à ne pas se réin-

fecter. — Certaines personnes ont une crainte de la
gale, à l'égal presque des maladies vénériennes, et se
croiraient déshonorées d'avoir une telle maladie: nombre de gens et non des moindres l'ont eu, et il n'y a
nullement lieu de s'en voiler la face. Sans être impu-
dent, il faut laisser l'hypocrisie pour d'autres peuples
que le Français.

Le pou de la tête.

Le *Pou de la tête* vit principalement dans la tête des
individus malpropres ; les enfants et les vieillards sont
plus souvent atteints. Les femelles pondent des œufs
nommés *lentes* qui sont fixés aux poils ; six jours après
ils éclosent ; au bout de 12 jours, les petits sont aptes
à se reproduire. — La présence de ces animaux provoque une irritation qui, jointe à des lésions de grat-
tage, donne lieu à une exsudation purulente qui agglutine les cheveux, sorte de calotte sous laquelle les parasites se reproduisent à loisir. — On ne saurait trop
réagir contre l'inepte préjugé de vieilles femmes, qui
non seulement laissent les poux pulluler sur la tête
de leurs enfants, mais encore en mettent tout exprès,
sous prétexte que c'est la « santé », que « le mauvais
sang s'en va par là », et d'autres réflexions aussi effa-
rantes. Loin d'être la santé, des microbes pénètrent
dans le cuir chevelu, grâce à des excoriations, provoquent des inflammations des ganglions qu'il faut ouvrir, et qui laissent après des cicatrices, souvent très
visibles. — Le meileur moyen prophylactique est de

raser complètement les cheveux, et laver la tête avec
des lotions antiseptiques.

LE POU DU VÊTEMENT.

Le *Pou du vêtement* ne quitte son habitation que
pour venir chercher sa nourriture sur l'homme.

LE POU DU PUBIS.

Le *Pou du Pubis* ou *Morpion*, vit au contraire, comme son nom l'indique, dans les parties génitales gar-
nies de poils. On le rencontre également dans les poils
de l'aisselle, la barbe ou les sourcils. Il est universel-
lement connu, car il se propage surtout durant les
rapports sexuels ; mais la contamination peut avoir
lieu également par l'intermédiaire de lits d'hôtels, de
fauteuils, de sièges de wagons, de tramways, de voi-
tures, etc. — Il occasionne une démangeaison, surtout
nocturne.

LA PUCE.

La *Puce* est aussi un insecte suceur, comme les pré-
cédents ; elle se nourrit du sang de l'homme et lui
inocule ensuite une salive irritante et provoquant des
démangeaisons. C'est un insecte sauteur ; aussi se ren-
contre-t-il dans toutes les classes de la société. Il transporte avec lui un grand nombre de bacilles d'une personne malade à une personne saine, et peut les inocu-
ler par piqûre.

La punaise.

La *Punaise* est un parasite, mais ne demeurant pas sur l'homme ; cachée dans les boiseries, les tentures, elle est attirée, même de très loin par l'odeur de la chair ; et le soir, elle vient se nourrir de sang. Ces insectes, constamment en contact avec les crachats et les linges, doivent contribuer, pour une large part, à la dissémination du bacille de la tuberculose.

Les parasites, comme on le voit, ont une grande importance dans la transmission des maladies. Le meilleur moyen de les éviter, c'est de porter les cheveux courts (poux, puce), de multiplier les soins de propreté de la tête et du corps (poux de la tête, du pubis, puce), de ne pas se servir de linge douteux (gale, punaises). On évite ainsi nombre d'infections dont les microbes sont la cause. Etudions donc, après les parasites, les animaux encore plus petits, les microbes, avec les maladies qu'ils occasionnent.

LES MICROBES

Les microbes peuvent se trouver à la surface du corps ; mais ils n'y vivent pas, comme les parasites ; ils pénètrent à l'intérieur, vivent dans notre sang et dans nos organes, et sont la cause de la plupart des maladies. Presque toutes les affections aiguës sont dues à des micorbes, — je dis « presque toutes », car on n'a pu encore trouver les microbes de certaines d'entre elles. La plupart des maladies sont donc contagieuses ; mais, du moment où elles se transmettent, on peut, quand on le sait, les éviter facilement ; d'un autre côté, les gens atteints de maladie ne devront point la semer autour d'eux. Ce qu'on nomme *prophylaxie*, ce sont les moyens employés pour éviter les atteintes d'une maladie, dans un milieu contaminé. — Malgré toutes les précautions prises ,on peut parfois être malade : tout le monde peut l'être, mais sachez que les premiers atteints seront : ceux qui sont fatigués par le changement de vie, par les privations ou les excès, (génitaux, intellectuels, musculaires), les débilités, les alcooliques, ceux qui vivent en grande agglomération (casernes, collèges). Chez ceux-là, les affections seront plus graves, plus fatales. — Aussi, rien n'est plus vrai que cette plaisanterie : le meilleur moyen de ne jamais être malade, c'est de se bien porter.

D'une manière générale, les microbes peuvent pénétrer dans l'individu par n'importe quelle issue. La contagion, c'est-à-dire la transmission du microbe et naturellement de la maladie, se fera donc :

Par *inoculation directe*. — Le microbe pénètre à la faveur d'une plaie ; chez les gens négligeant les soins de propreté, les microbes pullulent sur la peau ; grâce à une écorchure, voilà un panaris ,un abcès ou un phlegmon.

Par *contagion*, soit qu'il y ait contact du sujet sain avec un malade (contagion immédiate), soit que la transmission soit indirecte ; elle peut se faire aussi après de longs mois ou à de longues distances, certains microbes restant virulents pendant très longtemps.

Les microbes (qu'ils soient animaux ou végétaux), ont une vie comme tout être sur la terre : ils naissent et meurent, ils se nourrissent, ils excrètent ; ils prendront à l'homme tout ce dont ils ont besoin pour leur existence, mais ils agiront sur lui de deux façons, soit en détruisant des tissus, soit en répandant dans l'organisme des toxines qui l'empoisonneront.

Connaissant les microbes et leur manière de vivre et de se développer particulière à chacun d'eux, on a cherché pour les combattre et les anéantir, des moyens :

Soit *physiques* : la lumière, la chaleur (mais à une haute température, eau bouillante, chaleur sous pression) ;

Soit *chimiques*. Ce sont les produits appelés *antiseptiques*, c'est-à-dire qui détruisent les microbes ou empêchent leur développement (acide phénique, sublimé, iodoforme, etc.) ;

C'est la gloire de *Pasteur*, d'avoir découvert ces infiment nuisibles, d'avoir combattu avec acharnement pour démontrer leur existence, d'avoir ouvert une nouvelle science, grâce à laquelle tant de vies humaines ont été épargnées. La *Bactériologie* (ainsi se nomme cette science) est maintenant connue de tous, et répandue dans le monde entier.

MALADIES MICROBIENNES

LA TUBERCULOSE.

La *Tuberculose* est une maladie contagieuse, causée par le *bacille de Koch*. Chaque année le nombre de morts enregistré, est considérable : sur quatre morts, on en compte environ un par tuberculose. Le bacille

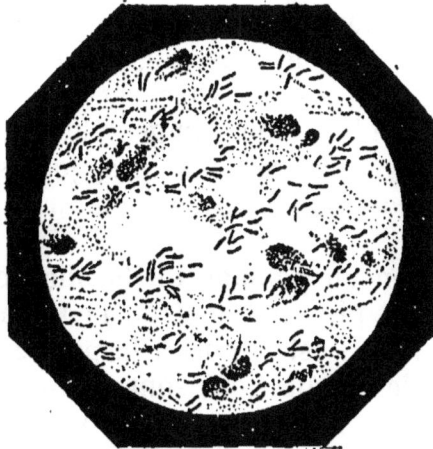

Bacille de la tuberculose

Grossi 700 fois

de Koch se localise de préférence dans les poumons, s'y multiplie, le détruit et le transforme en amas purulents qui contiennent des microbes. Le malade crache ces amas ; ceux-ci se dessèchent, se réduisent en poussières. Aussi comprend-on toute l'importance des recommandations comme celle-ci : ne balayer jamais les appartements ; passer un linge humide sur le plancher. Balayer, c'est déplacer la poussière qui se trouve par terre, c'est la faire voltiger pour avaler plus sûrement les microbes qui y sont contenus. Voilà comme se transmet la tuberculose. — Tuberculeux ou non, il faut montrer le bon exemple : ne pas cracher sur un parquet (c'est faire preuve de bien peu d'éducation, et c'est de plus dangereux) mais cracher dans un crachoir que l'on désinfectera tous les jours. Ne pas cracher dans la rue, sur le pavé. Habituez-vous à cracher dans le ruisseau, si vous avez cette manie répugnante. — Ne vous servir d'objets contaminés par les tuberculeux (linge, literie, vêtements, objets de toilette, tentures, meubles, jouets) qu'après désinfection préalable (ébullition, peinture à la chaux, etc.).

La localisation au poumon du bacille de Koch est un des modes le plus fréquent de la tuberculose, et dont la prophylaxie est le plus à la portée du public. Les autres modes d'infections sont du ressort du spécialiste. Inutile de nous en occuper ici.

La tuberculose étant due à l'invasion d'un microbe, est une maladie *évitable* ; c'est aussi une maladie *guérissable* quand elle est soignée à temps. Aussi, méfiez-vous des rhumes qui durent longtemps, et consultez le plus tôt possible.

LA DIPHTÉRIE.

La *Diphtérie* est également une maladie causée par un autre microbe, le bacille de Lœffler. Localisé dans la gorge, le bacille secrète un poison qui se répand dans l'organisme et qui tue le malade si l'on n'intervient pas. Mais grâce au *sérum antidiphtérique de Roux*, on a une arme presque infaillible contre la maladie, à condition naturellement d'être administré au début. Ce *sérum* est un liquide de composition connue, que l'on injecte sous la peau en quantité déterminée.

LA FIÈVRE TYPHOÏDE.

La *Fièvre Typhoïde* est une autre maladie aiguë, due au *bacille d'Eberth*. Elle est caractérisée entre autres symptômes, par la diarrhée : c'est dans les matières fécales que se trouve le bacille. Aussi faut-il désinfecter les selles des typhiques, de même que tous les vêtements et linges, ayant servi au malade.

LA VARIOLE.

La *Variole* ou *petite vérole* est une fièvre éruptive, contagieuse, mais dont le microbe n'est pas connu. Pour la diphtérie, nous avions un sérum dont on se sert dès qu'on a la diphtérie. Pour la variole, on a un moyen préventif, c'est-à-dire qui garantit de la maladie : c'est la *vaccine* dont Jenner a été le promoteur. On inocule sous la peau, une goutte de vaccin ; à cet endroit apparaît bientôt un petit bouton, une « petite cloche » : c'est une variole en miniature, sans aucun danger, et qui se termine en une semaine, mais qui a la très grande importance de conférer l'immunité contre la variole. Mais cette immunité n'est que passagère;

elle dure une dizaine d'années environ. Depuis 1903, la vaccination et la revaccination sont obligatoires en France. Mais la vaccination à l'école et au régiment n'est qu'un stricte minimum. Aussi convient-il de se faire revacciner parfois, surtout en temps d'épidémie. — Pendant la guerre de 1870, il faut se souvenir de l'épidémie effroyable qui fit périr plus de 100.000 Français, dont 25.000 de nos soldats, tandis que du côté allemand les pertes dûes à cette maladie n'étaient que de 314 hommes : tous les Allemands étaient vaccinés.

La rougeole et la scarlatine.

La *Rougeole* et la *Scarlatine*, sont des fièvres éruptives et contagieuses à microbes non encore connus.

Ces affections n'éclatent pas tout d'un coup ; elles sont précédées d'une période d'incubation pendant laquelle la maladie couve et se développe en silence ; malgré cela, même avant les premiers symptômes, elle est déjà contagieuse. Aussi, quand un de ces cas est déclaré, doit-on d'abord isoler le sujet atteint ; et mettre en observation toutes les personnes qui ont été en rapport avec lui, pendant un nombre de jours déterminé. On évite ainsi de semer la contagion et de provoquer une épidémie.

MALADIES VÉNÉRIENNES

Ce sont celles qui se contractent à l'occasion des rapports sexuels. Un préjugé sot autant que dangereux les nomme maladies honteuses : est-ce donc une honte d'être malade, et y a-t-il donc des maladies qui sont honteuses et d'autre qui ne le sont pas ? Il faut réagir contre la bêtise du public ; car c'est en se cachant, en se soignant d'après les avis de charlatans, ou d'amis peu expérimentés, c'est en attendant, que la maladie prend un caractère chronique plus grave et qu'elle devient d'autant plus difficile à guérir que l'on aura tardé plus longtemps.

Les maladies vénériennes sont :

La blennorrhagie :

Le chancre mou :

La syphilis.

LA BLENNORRHAGIE.

La *blennorrhagie* est une inflammation aiguë de l'urètre, le canal par où s'écoule l'urine. — Le microbe s'appelle le *gonocoque*. On contracte toujours la blennorrhagie avec une personne contaminée, quelque protestation qu'elle puisse faire. La femme n'aura que des pertes blanches, qui tachent le linge : méfiez-vous, le gonocoque est bien près. — Quelques jours après un coït (rapport sexuel) suspect, votre attention est attirée par un léger chatouillement à la partie antérieure du canal : les lèvres sont tuméfiées, une légère goutte est à l'extrémité. Bientôt cela se change en cuisson, en douleur quand on urine, d'où le nom si caractéristique de *chaudepisse*. Un liquide verdâtre s'écoule en plus ou moins grande abondance. Au bout d'un temps assez long, les douleurs diminuent, mais l'écoulement persiste. N'attendez pas la guérison spontanée : elle est illusoire, et de plus, vous êtes exposés à toutes les complications de la blennorrhagie : *orchites* (inflammation des testicules : lorsqu'elle est double, elle peut entraîner la stérilité). *Cystite* (inflammation de la vessie). *Arthrites* (inflammation des articulations, aboutissant souvent à l'ankylose (c'est-à-dire à la soudure des deux os de l'articulation) et l'impotence du membre. *Ophtalmies purulentes* (inflammation des yeux, et souvent perte de l'œil en quelques jours. Des *endocardites* (inflammations du cœur), des *myélites* (inflammation de la moelle épinière), parfois mortelles ; des *abcès de la prostate*, avec terminaison souvent fatale.

La blennorrhagie passée à l'état chronique, le malade a à craindre le *rétrécissement* de l'urètre, avec toutes ses conséquences : l'urine ne peut plus s'écouler au dehors ; il faut, sous peine de mort, en rétablir le cours.

Les malades en sont-ils quittes à si bon compte ? Non pas. Il leur en reste parfois, une simple goutte matinale, la *goutte militaire*, la goutte du réveil, qui agglutine seulement les lèvres du méat. Pas douloureuse du tout, peu gênante, en somme. Savez-vous ce qu'est cette traîtreuse goutte ? Elle est encore virulente et contient des gonocoques. Le jeune homme, qui, pour tout héritage, et tout souvenir d'une vie de plaisir, à cette goutte et n'y fait attention que pour se rappeler du passé heureux ou cuisant, ce jeune homme-là va se marier. Il donnera à sa femme ses vieux gonocoques : elle aura une *métrite* (inflammation de l'utérus) qu'on mettra sur le compte de la nuit de noce ; elle aura une *salpingite* ; elle aura une *péritonite* ; et si on ne la sauve, au prix de ses organes de reproduction qu'on sera obligé de lui enlever (par conséquent stérile plus tard), la malheureuse mourra victime du passé de son mari, ne sachant ce qui l'a tuée ; et le mari ignorant qu'il a donné la mort à son épouse.

Le gonocoque ne s'arrête pas là dans ses méfaits. Si une femme atteinte de métrite a un enfant, qu'elle se méfie : le nouveau-né peut avoir de l'ophtalmie purulente et perdre la vue en quelques jours, si les soins énergiques du médecin n'ont essayé d'enrayer le mal.

Et ces accidents ne sont dus qu'à une simple goutte au méat urinaire, qu'à un petit filament d'un millimètre, dans l'urine, considérés avec insouciance, mais contenant encore des gonocoques.

Précautions. Lorsqu'on est atteint de blennorrhagie, outre le traitement que vous donnera le médecin, il faudra suivre un régime sévère, s'abstenir d'aliments épicés, charcuterie, oseilles, asperges, tomates. — Comme boissons : pas d'alcools, de liqueurs, de vin pur, ni de bière. — Le lait, l'eau pure ou additionnée d'un peu de vin sont seuls permis.

Comme hygiène : 1° Eviter soigneusement de porter les doigts aux yeux, après s'être touché la verge, sans avoir pris la précaution de se bien laver les mains (danger d'ophtalmie) ;

2° On mettra un peu d'ouate à l'extrémité de la verge, pour éviter de salir le linge et de le contaminer; ce tampon sera changé fréquemment et jeté dans les latrines ;

3° Porter un suspensoir (danger d'orchite) ;

4° Eviter les fatigues, les marches prolongées et les veilles ;

5° Durant la blennorrhagie, vous aurez de fréquentes érections fort douloureuses. Surtout, dans un paroxysme de douleur ou par un sot préjugé, n'allez pas vous « rompre la corde », vouloir redresser brusquement la verge : c'est vous préparer un rétrécissement certain de l'urètre, rapide et bientôt infranchissable.

6° N'avoir aucun rapport sexuel durant le cours de la maladie. — Après la guérison de la blennorrhagie, ne jamais avoir de rapport sans protecteur, pendant une période de six mois.

7° Avant de vous marier, après épreuves indiquées par le médecin, faites rechercher au microscope si vous êtes complètement guéri.

LE CHANCRE MOU.

Le *Chancre mou* est une infection contagieuse, siégeant presque exclusivement sur les organes génitaux. — Quelques jours, deux ou quatre, après un rapport suspect, apparaissent des petites ulcérations qui suppurent. — L'affection n'est pas grave, mais est assez ennuyeuse à guérir, et se complique souvent de *bubons* dans l'aine, abcès des ganglions, que l'on est obligé d'ouvrir.

LA SYPHILIS.

La *syphilis* ou vérole, est une maladie générale, contagieuse, causée par un microbe que l'on vient de trouver récemment.

Un mois environ après le coït infectant, apparaît une érosion qui a pour gros signes : d'être sans douleur et de reposer sur une base dure ; c'est le *chancre induré* : il apparaît là où s'est introduit le virus, c'est *l'accident primitif*. Il s'accompagne de ganglions dans l'aine, petites masses dures, roulant sous le doigt et absolument sans douleur.

Jusqu'ici, rien de bien effrayant à considérer ; mais les *accidents secondaires* apparaissent bientôt : à la courbature, à la fièvre, à l'anémie du début, s'ajoutent des douleurs de tête, dans les membres et les os ; sur le corps apparaît une éruption de teinte rosée assez discrète, la *roséole*, parfois d'un rouge rappelant le cuivre ou le jambon ; sur le cou, (chez les femmes) des taches brunes pigmentées, le « collier de Vénus » ; sur la face et le front, des boutons révélant l'affection dont on est atteint, c'est la « couronne de Vénus ». Pendant ce temps, de petites lésions blanchâtres, humides, les *plaques muqueuses* se montrent dans la bouche, aux organes génitaux et autour de l'anus. La voix devient rauque, surtout chez les fumeurs et les buveurs. Les cheveux tombent, non pas sur le crâne, mais un peu partout, par petites places : on ne devient pas chauve, mais les cheveux sont plus rares, plus clairsemés. — La syphilis dès cette période s'attaque à tous les orga-

nes : les yeux sont atteints d'iritis, et la vue est souvent
compromise ; le foie, les reins, le cœur, les organes de
la génération, tout est touché.— Tandis que le danger
des périodes qui suivent, est surtout pour le malade,
le danger des deux premières périodes est pour autrui.
La contagion est très grande : les accidents contagieux
sont le chancre induré, les plaques muqueuses. Le
virus syphilitique pénétrera n'importe où dans l'é-
conomie : le plus souvent les chancres sont génitaux ;
mais on rencontre aussi des cas de contagion extra-
génitale, (bouche, lèvre, écorchure, etc.).

Au bout de plusieurs années, apparaissent les *accidents tertiaires*, qui consistent en ulcères, gommes,
fonte de tous les organes : le nez s'effondre : le malade
mouche des morceaux d'os, son haleine est infecte.
Les os du crâne et tout le squelette sont attaqués. —
Mais cette dernière période est évitée si l'on suit un
traitement régulier et rationnel.

Dix ou quinze ans plus tard, lorsqu'on s'est mal ou
point soigné, apparaissent des affections du système
nerveux ; les malades sont alors des impotents, des
infirmes, inspirant autant de dégoût que de pitié.

Les enfants des syphilitiques, quand jamais ils en
ont, sont chétifs, malingres, aveugles, sourds, et déjà
vieux en naissant, héritant de leur père, la syphilis
et toutes ses tares.

Hygiène du Syphilitique. — La syphilis peut se
transmettre même en dehors de tout rapport sexuel :
elle est la moins vénérienne des maladies vénériennes.

Elle est extrêmement contagieuse à ses périodes primitive (chancre induré) et secondaire (plaques muqueuses) ; ce sera donc un devoir pour le malade de prendre les précautions suivantes, et ce serait un crime de n'en rien faire :

Toutes ses affaires seront personnelles (rasoirs, brosses à dents, verre à boire, couvert, pipe, crayons), et tout ce qui a contact avec sa bouche, car il pourrait propager la maladie autour de lui. Il aura soin de n'embrasser personne. Il s'abstiendra de tout rapport sexuel, quel qu'il soit, avec une personne saine. — Les soins de la bouche et des dents devront être stricts et répétés ; il devra supprimer complètement le tabac, de même que l'alcool qui favorisent l'apparition des plaques muqueuses, et entretiennent leur virulence.

Le danger est d'autant plus grand dans les maladies vénériennes, que celles-ci sont plus négligées. Pour les guérir, il faut un traitement quelquefois long ; on ne guérit pas la blennorrhagie en une séance, ni la syphilis en une semaine, comme l'affichent les Esculapes de Vespasiennes ; et les invectives anonymes, et les inscriptions de « voleurs » et de « menteurs » se lisent partout, indiquant par-là le peu de résultat obtenu. — Les malades doivent se méfier de la moindre écorchure, ou de la moindre érosion. Il ne faut pas attendre les dernières périodes pour se faire soigner : un traitement énergique et longtemps continué, a raison des accidents et enraie la maladie. Après un traitement persévérant et au bout de quelques années, le malade pourra se marier, mais après un avis du médecin qui, ici encore, recherche s'il n'est plus contagieux.

HYGIÈNE DES RAPPORTS SEXUELS

Pythagore blâmait l'intempérance en toutes choses, non seulement dans la nourriture, mais dans le travail de l'esprit et jusque dans les rapports sexuels : il ne permettait du reste de s'approcher des femmes que lorsqu'on se sentait réellement incommodé par l'excès de la continence.

La continence est fort bien, mais la prudence est encore mieux, car la chanson dit bien qu'un plaisir d'amour ne dure qu'un moment, elle dit aussi que chagrin d'amour dure toute la vie. La romance ne parle qu'au moral ; rien n'est encore plus vrai, qu'appliquée aux conséquences de l'amour, comme nous l'avons étudié plus haut.

Nous ne saurions donner de meilleurs conseils pour *tâcher* d'éviter les maladies vénériennes, que de reproduire ici la circulaire de M. le Médecin inspecteur Chauvel (27 déc. 1900).

I. *Conseils pour ne pas prendre les maladie vénériennes.*

Les femmes qui se livrent à la prostitution clandestine sont beaucoup plus dangereuses que les femmes en carte et que les femmes des maisons publiques. Sur 100 femmes adonnées à la prostitution clandes-

tine, 50 au minimum sont atteintes de maladies contagieuses.

Les toutes jeunes femmes de 15 à 20 ans sont par-
ticulièrement dangereuses. Les servantes de brasse-
ries, les habituées des cafés, des hôtels interlopes,
des bals publics, doivent toujours être considérées
comme suspectes.

Se méfier des femmes qui rôdent autour des casernes et qui évitent de faire connaître leur domicile,
afin de dépister les recherches de la police ; considérer comme malade toute femme qui présente la plus
petite tache, le plus petit bouton sur la peau, qui a
des gerçures aux lèvres, qui a du mal à la gorge ou
qui est enrouée, qui a des glandes dans l'aine ou au
cou, dont les cheveux tombent, dont le linge est
taché. Fuir toute femme malpropre sur elle et autour
d'elle.

II. *Conseils à ceux qui vont s'exposer ou se sont
exposés.*

Ne pas uriner *avant*, mais uriner le plus tôt possible *après*. *Avant*, s'enduire d'un corps gras (vaseline
boriquée) ; *après*, se laver soigneusement dans une
cuvette remplie aux trois quarts d'eau. Un savonnage
prolongé est très efficace, si le doigt explore bien tous
les coins et n'oublie aucun repli.

Ne jamais se servir des serviettes de sa compagne.

Les préservatifs en baudruche offrent une sérieuse
garantie.

III. *Conseils aux malades.*

Contracter une maladie vénérienne n'est pas une faute, mais un malheur qu'il faut chercher à réparer le plus tôt possible. Donc, tout homme atteint d'une lésion quelconque, même si elle paraît insignifiante, doit se présenter sans tarder à la visite médicale. Attendre ne servirait qu'à aggraver le mal et retarder la guérison.

Il est du devoir des gradés de conduire d'office à la visite médicale les hommes qu'ils savent malades.

Le traitement des vénériens à l'infirmerie ou à l'hôpital a pour but :

1° de leur assurer un traitement régulier et méthodique ;

2° de leur éviter toute fatigue ;

3° de diminuer le danger des complications et d'abréger la durée de la maladie ;

4° de les mettre dans l'impossibilité de devenir des agents de contamination.

On ne saurait trop recommander aux hommes de ne pas écouter les racontars des chambrées, de n'accorder aucune créance aux réclames trompeuses qui remplissent la quatrième page des journaux ou qui tapissent les urinoirs publics, de ne jamais s'adresser aux industriels ou soi-disant spécialistes qui les exploitent sans les guérir. L'intérêt du malade est de s'adresser au médecin qui fait le service de sa caserne ; lui seul peut lui procurer repos, soins, conseils pour le présent et pour l'avenir.

CHAPITRE IV

SPORTS ET HYGIÈNE ATHLÉTIQUE

Pour être bien portant, il faut, nous l'avons vu, combattre les causes d'infection qui proviennent de soi-même (hygiène individuelle) ou des autres (hygiène collective) ; mais, pour augmenter nos moyens de défense contre la maladie, nous ferons du Sport qui nous rendra plus forts et plus robustes. Et, par « Sport », nous entendons les exercices raisonnés et surtout raisonnables.

Les sports sont des passe-temps dont le seul but est l'exercice musculaire. Les muscles travaillent alors davantage, et le sang y circule en plus grande quantité, comme dans tout organe qui fonctionne : la circulation et la respiration sont donc augmentées, de même que l'appétit, car dans tout travail il y a dépense de produits, d'où nécessité de réparer les pertes. Le résultat en est le développement et l'amélioration de l'organisme, mais dans certaines conditions que nous verrons plus loin.

Les sports faisant travailler les muscles, les développent, avons-nous vu ; mais un inconvénient, c'est que le plus souvent, un seul groupe fonctionne, d'où (lorsqu'on ne pratique qu'un sport) exagération de certains muscles détruisant l'harmonie de l'individu. Les joueurs de pelote basque, par exemple, ont les

muscles de l'épaule droite seuls développés ; les cou-
reurs de bicyclette, seuls les muscles des jambes ;
ceux qui font des haltères, les biceps. L'aspect de
tels homme est fort peu esthétique, et l'aspect des
marbres antiques éveille plus d'admiration que celui
de modernes Hercules. — Le sport idéal est donc
celui qui fait travailler tous les muscles de pair afin
de fortifier l'individu, mais afin de lui conserver en
même temps l'harmonie naturelle. Il n'y a pas de
sport idéal ; mais ceux qui s'en rapprochent le plus
sont : la natation, l'aviron, le football rugby, le hockey
Parmi ceux qui ne font travailler qu'un groupe musculaire, on peut citer : la pelote basque, le cyclisme,
les poids, le lancement du disque, etc..

Avant de faire fonctionner ses muscles par les
sports, il importe de les développer rationnellement :
c'est à ce besoin que répond la *gymnastique* et tous
ses exercices. Depuis quelque temps, on a tenté de
substituer la *gymnastique suédoise* qui par des mou-
vements faits à vide, pourrait-on dire, donne autant
de résultats que la méthode de gymnastique au moyen
d'appareils. Mais appliquée telle qu'elle nous est ar-
rivée de Suède, elle n'a eu que peu de succès en
France, parce qu'elle s'accordait mal avec le tempé-
rament français. Les choses et les gens ne peuvent être
transplantés, sans s'adapter dans le nouveau milieu :
il en est de même des idées et des sports. Les
excellents professeurs de l'Ecole militaire de gymnastique de Joinville, à la tête desquels était le Lieute-

nant-Colonel Coste, prirent ce qu'il y avait de bon,
dans la gymnastique suédoise et dans la gymnastique
française, et composèrent ainsi une *gymnastique rationnelle* qui est justement celle du programme du
Brevet.

Pour faire du sport, il faut avoir *au moins* dix-huit
ans. A cet âge, les organes sont à peu près formés et
peuvent travailler plus sûrement et avec plus de profit.
— Avant cet âge, mais seulement comme distraction,
on recommande la gymnastique rationnelle, la natation, le tennis, le hockey, le football association,
l'escrime.

Le sport a un écueil. Pour arriver à un certain
degré de force et de résistance, on doit s'entraîner,
on doit augmenter progressivement pour arriver au
degré voulu ; la limite de résistance variant avec chaque sujet, il pourra arriver que l'entraînement n'aura
d'autre résultat que l'abus des forces musculaires et
par suite des troubles dans le bon fonctionnement des
organes. Le surentraînement peut entraîner non seulement le surmenage ; mais parfois pourra faire tom-
per la limite de résistance bien au dessous de ce qu'elle
était auparavant. — Ceci se vérifie journellement chez
le cheval insuffisamment entraîné, ou ayant dépassé
la limite de ses forces. — D'autres exemples se ren-
contrent également ; nombre de jeunes gens se sont
ruiné la santé avec la bicyclette ; combien d'extrava-
gances commises sous prétexte d'entraînement ! —
Pour les courses à pied, par exemple, l'Union Fran-

çaise des Sports Athlétiques (U. S. F. S. A.) a fort sagement, interdit à ses membres les courses au-dessus de 30 kilomètres.

Certes, pour être agréable, le Sport a besoin d'émulation entre les joueurs ; ce sont les courses ou matches, ces concours étant l'essence même des Sports Athlétiques. Quant aux records, ce sont l'apanage de quelques-uns qu'il faut bien se garder d'imiter, car ceux-là sont des exceptions (1).

Hygiène

Pour faire du sport, il faut, avons-nous vu, avoir 18 ans au moins, être sain, n'avoir ni affections cardiaques ou pulmonaires qui pourraient s'aggraver par les exercices violents. Pour cela, consulter un médecin.

Pour les sports, *portez des vêtements de laine* de préférence ; après les exercices, ils garantissent contre le refroidissement mieux que tout autre tissu. — Les rameurs portent durant leurs courses un maillot de coton (on n'a pas froid quand on fait du sport) ; mais sitôt après, ils doivent se couvrir de leur *sweater*,

---

(1) Nous ne voulons cependant pas nier l'utilité au point de vue général d'un Holbein, par exemple, restant 24 heures dans l'eau pour traverser la Manche à la nage. Le retentissement de ses tentatives, fait que tous les ans plusieurs centaines de jeunes gens apprennent à nager et n'y auraient peut être pas songé, si autour d'eux on ne causait pas natation. Mais ce sont des prouesses extraordinaires qu'il faut admirer et ne pas imiter.

maillot de laine. — Après les matches de football, de tennis, etc., couvrez-vous de grands plaids bien amples et bien chauds, pour éviter de vous refroidir (1).

Après des exercices, le corps est en sueur ; pour rétablir l'équilibre détruit dans l'organisme, il importe qu'il y ait une bonne réaction ; la *douche* froide ou tiède, tout aussitôt est le meilleur moyen : elle lave le corps des impuretés (poussières, graisse et sueur), et provoque la réaction. Mais il importe de s'essuyer rapidement et de se frictionner fortement.— Le *tub* matinal est une excellente habitude : il aguerrit contre le froid.

La *nourriture* de l'athlète sera saine et abondante ;. il faut qu'il recupère les forces dépensées. Pas de régime spécial ; boire peu (plus on boit, plus on a soif) ; boire aux repas seulement, juste le nécessaire, et ne boire qu'après avoir commencé à manger. — L'alcool sera complètement supprimé ; il est tout-à-fait inutile. Le thé, le café, le kola, la coca seront rejetés en tant qu'excitants. — Pour se désaltérer après un exercice, un corps quelconque introduit dans la bouche, suffira (quelques cailloux — une simple tranche d'orange ou de citron). Point n'est besoin de

(1) Lorsqu'on est mouillé de sueur ou trempé par la pluie, après les matches, les exercices, comme après les marches militaires, évitez de vous refroidir. Evitez les endroits humides et frais, les endroits aérés, les « courants d'air » ; ne vous étendez pas sur l'herbe. — Si le soleil est ardent, se garantir la nuque d'un mouchoir mis sous le képi. — Aux haltes, ne pas se dévêtir, à moins que l'on veuille changer de linge.

manger des citrons entiers : ils contiennent un acide
qui, en grande quantité, irrite l'estomac et peut provoquer des maladies quand on en prend trop souvent.
Les boissons chaudes après les exercices (1) sont pré-
férables : thé, café léger.

Il faut un *intervalle après les repas* pour faire du
sport. Le sang travaille à la digestion à ce moment,
et ne saurait être employé ailleurs ; sinon, digestion
longue et troublée. Le sport pratiqué tout à fait à
jeun est également mauvais : les muscles ne trouvent
plus de substance à brûler ; ils l'empruntent à la
graisse de l'homme, d'où amaigrissement. L'exercice
à jeun n'a son utilité que pour l'obèse qui veut perdre du poids (2).

Le *tabac* devra être supprimé. Il a le double inconvénient pour le sportsman, de dessécher les muqueuses, et d'avoir une action toxique sur le cœur. D'où
qualité moindre de l'individu, qui ne donne pas la
pleine mesure de ses moyens.

Les *travaux intellectuels* sérieux et l'entraînement
pour un sport ne peuvent marcher de front. Tout

(1) Boire le moins possible pendant les marches militaires.
Pas d'eau froide ; se rincer seulement la bouche et rejeter
l'eau. Les boissons trop froides, alcooliques, ou prises en trop
grande quantité, exposent aux insolations. — Lorsque l'eau de
boisson est trouble, la passer dans un linge fin pour enlever les
impuretés ; quoique cela, éviter de boire de telles eaux. — Aux
grand' haltes, il vaut toujours mieux manger avant de boire.

(2) C'est ainsi qu'au régiment on ne doit pas aller à l'exercice
ou en marche sans avoir pris du café ou mangé un morceau
de pain.

comme le muscle, le cerveau travaille et l'un ne compense pas l'autre. A vouloir faire les deux en même temps, on dépense davantage et l'on produit moins.

Pas de veillées. Se coucher de bonne heure, afin d'avoir neuf bonnes heures de sommeil.

L'exercice ne doit jamais aller jusqu'au surmenage. On le décèlera à ce que le sport, au lieu de vous laisser dispos vous laisse au contraire fatigué, abattu, sans appétit ; que vos fonctions diminuent et périclitent au lieu d'augmenter et d'être pleines de vigueur, ce qui est l'objectif de l'exercice.

Par le sport pratiqué d'une façon raisonnable et rationnelle, on devient fort, énergique, et mieux placé pour lutter contre les infections. Nous venons de voir les inconvénients de l'abus. Le sport ne doit pas être un pis-aller : il doit être appliqué régulièrement et méthodiquement si l'on veut un résultat. Grâce à l'entraînement, on sera « en forme », en pleine possession de tous ses moyens. Vouloir davantage est nuisible. Souvenez-vous des vers du bon La Fontaine :

> Ne forçons point notre talent
> Nous ne ferions rien avec grâce.

CONCLUSIONS

Telles sont les notions élémentaires d'hygiène individuelle que l'on devrait savoir et surtout appliquer.

S'il en était ainsi, ce ne serait que bonne santé et vie agréable ; ce sont des préceptes fort simples et qui gêneront nos habitudes au début, mais auxquels on se pliera facilement. Mêmé instruit, l'homme est insouciant de son naturel ; aussi doit-on lui imposer les précautions nécessaires pour conserver sa santé. C'est au régiment que l'on devra vous donner cette habitude de l'hygiène, car c'est là que vous apprendrez à être des hommes : c'est l'école d'où vous sortirez aguerris pour la vie, autant au physique qu'au moral ; vous en sortirez forts et robustes, remplis de principes d'hygiène, d'humanité, de solidarité, de sentiment du devoir, d'Honneur et de Patrie qui ont, quoiqu'on en dise, toujours quelque valeur par nos temps modernes.

QUESTIONNAIRE

Nous avons réuni dans ce questionnaire toutes les questions qui peuvent être posées à l'examen du Brevet. Nous avons suivi l'ordre du livre et nos lecteurs pourront trouver eux-mêmes les réponses.

HYGIÈNE INDIVIDUELLE
PROPRETÉ CORPORELLE

— *Qu'est-ce que l'hygiène ?*
— *Quel est le but de l'hygiène ?*
— *Qu'est-ce que les pores de la peau ?*

— Qu'arrive-t-il quand on recouvre d'un vernis le corps d'un animal.

— De quoi se compose la crasse qui recouvre le corps des personnes sales ?

— Comment fait-on pour faire disparaître cette crasse ?

— Que prescrit le règlement militaire pour le lavage de la figure et des mains ?

— Pour le lavage des pieds ?

— Pour le lavage complet du corps ?

— Doit-on s'en tenir à la lettre à ce règlement ?

— Comment faut-il faire pour se bien laver.

— Pourquoi ne doit-on pas laisser sécher le savon sur la peau ?

— Quel savon doit-on employer de préférence ?

— Au bout de combien de temps après avoir mangé peut-on prendre un bain froid ?

— Lorsqu'on est en sueur doit-on se laisser sécher avant d'entrer dans l'eau froide ?

— Peut-on se baigner dans l'eau froide lorsqu'on a froid ou lorsqu'on se sent fatigué ?

— Combien de temps peut-on rester dans l'eau froide ?

— Tout le monde peut-il prendre des bains froids ?

— Peut-on se baigner lorsqu'on est seul, même si l'on est très bon nageur ?

— Comment doit on se laver chaque jour la figure et le cou ?

— Qu'arriverait-il si on ne se lavait pas les oreilles ?

— Quels soins doit-on prendre de la bouche et des dents ?

— Quels soins doit-on prendre des cheveux ?

— Peut-on se servir de la brosse à dents, du peigne ou de la brosse à cheveux d'un camarade ?

— Pourquoi est-il préférable de ne pas porter la barbe au régiment ?

— Quels soins doivent être pris des mains et des ongles ?

— Des organes génitaux ?

— De l'anus ?

— *Des pieds ?*
— *Comment raffermit-on la plante des pieds ?*
— *Comment doivent être coupés les ongles des pieds ?*
— *Comment soigne-t-on les ampoules ?*
— *Les écorchures ?*
— *Que doit-on faire avant une marche ?*

RESPIRATION

— *Quel est le but de la respiration ?*
— *Que doit-on faire quand plusieurs personnes se sont tenues longtemps dans une pièce ; le matin, par exemple,
dans une chambrée ?*
— *Comment doit-on respirer ?*

ALIMENTATION

— *Comment doit-on manger ?*
— *Que doit-on boire en mangeant ? Quelle est la boisson
du soldat ?*
— *Quelles sont les caractéristiques de l'eau potable ?*
— *Quelles précautions doit-on prendre en manœuvre ?*
— *Quels sont les méfaits de l'alcool ?*
— *Est-il nécessaire de prendre le matin à jeun un verre
d'alcool ?*
— *Que doit-on boire pendant les marches militaires ?*
— *Comment doit-on fumer ?*

VÊTEMENT

— *Quelles sont les qualités d'un bon vêtement ?*
— *Pourquoi ne doit-on pas porter le ceinture à la place de
bretelles ?*
— *Quand doit-on changer de chemise et de caleçon ?*
— *Peut-on coucher avec ses chaussettes ou son caleçon ?*
— *Doit-on porter un caleçon en toute saison ?*
— *Que doit-on faire du lit pendant la journée ?*

— *Pourquoi le troupier doit-il être à l'aise dans ses vête-ments ?*

HYGIÈNE COLLECTIVE

Maladies parasitaires, microbiennes et vénériennes.

— *Qu'est-ce qu'un parasite ?*
— *Qu'est-ce qu'un microbe ?*
— *A quoi est due la gale ; que faut-il faire pour l'éviter ; comment s'en guérit-on ?*
— *Mêmes questions pour : le pou de tête, du vêtement ou du pubis, la puce, la punaise, la tuberculose, la diphtérie, la fièvre typhoïde, la variole, la rougeole, la scarlatine, la blennorrhagie, le chancre mou, la syphilis ?*
— *Pourquoi ne doit-on pas cracher par terre ?*
— *Comment doit-on nettoyer les planchers ?*
— *Qu'est-ce que la vaccine ?*
— *Pourquoi la vaccine est-elle obligatoire ?*
— *Que doit faire le soldat atteint d'une maladie vénérienne ?*

HYGIÈNE ATHLÉTIQUE

— *Quel est le but des sports ?*
— *A partir de quel âge peut-on se livrer aux sports violents ?*
— *Pourquoi doit-on s'entrainer ?*
— *Que doit-on faire après une marche quand on est en sueur ?*
— *Quand on est mouillé par la pluie ?*
— *Comment doit-on se désaltérer pendant les marches ou quand on est en sueur ?*
— *Doit-on boire beaucoup pendant les chaleurs ?*
— *Peut-on pratiquer un exercice violent immédiatement après avoir mangé ?*
— *Peut-on partir à l'exercice le matin, à jeun ?*

CIRCULAIRE DU 5 AVRIL 1909

relative à l'hygiène individuelle dans l'armée

A la date du 5 avril 1909, M. Chéron, sous-secrétaire d'Etat à la Guerre, a fait paraître une circulaire dont nous donnons les principaux passages (1) :

Dans le but de sauvegarder la santé des soldats et d'améliorer leurs conditions d'existence, des mesures spéciales ont été prises pour la surveillance de l'alimentation et de l'eau de boisson, pour la construction et la restauration des casernes, pour la prophylaxie des maladies contagieuses. Ces dispositions ne sauraient donner tous les résultats qu'on est en droit d'en attendre que si le soldat se conforme aux principes les plus élémentaires de l'hygiène indivuduelle.

Il faut qu'il soit propre sur lui et autour de lui. Il y va non seulement de son intérêt, mais encore de celui de la collectivité au milieu de laquelle il vit.

La propreté, en effet, est la première des précautions à prendre pour éviter les maladies et assurer le bien-être physique ainsi que la santé ; elle est, en un mot, la base de l'hygiène.

Elle offre, de plus, l'avantage de développer, au moral, le sentiment de la dignité personnelle.

Quoi qu'il en soit, les mesures de propreté qu'il convient de prendre dans les casernes peuvent être résumées de la manière suivante.

I. — Propreté individuelle. Soins corporels. — Chaque matin, après le réveil, les hommes doivent se laver avec soin les mains, la figure, le cou, la bouche, le nez, les oreilles et se nettoyer la tête.

C'est là une question de convenance et d'hygiène. La peau et les muqueuses ne peuvent fonctionner régulièrement que si on les débarrasse des impuretés qui les recouvrent.

Le lavage ne peut être fait consciencieusement qui si l'on se sert de savon. Il importe donc que, désormais, les unités en fournissent aux hommes. Le rinçage de la bouche ne suffit pas. Il faut, de plus, procéder au nettoyage des dents à l'aide d'une brosse spéciale, faite de crins durs ou de caoutchouc. Cette brosse peut être imprégnée de savon en guise de pâte ou de poudre dentifrice. C'est un excellent moyen, peu agréable peut-être au début, mais auquel on s'habitue aisément.

La brosse des dents et le rinçage de la bouche ont pour but de débarrasser cette cavité des débris alimentaires qu'elle renferme ; ils empêchent leur fermentation, qui provoque à la longue la carie dentaire avec ses fâcheuses conséquences : maux de dents, fétidité de l'haleine, abcès, gêne de la mastication, mauvaise digestions, etc.

---

(1) Nous avons supprimé de cette circulaire les instructions données pour l'achat de nouveau matériel et l'aménagement des locaux spéciaux plus hygiéniques. Nous avons laissé tout ce qui a rapport à l'hygiène individuelle proprement dite.

L'exécution des soins de propreté ne saurait être strictement limitée au lever ; elle est également nécessaire au retour des marches ou des exercices, après les séances d'équitation, à l'issue des corvées, surtout lorsque les hommes ont été couverts de sueurs ou exposés à la poussière. Le nettoyage doit porter sur toutes les parties du corps ; il y a donc lieu d'installer, à proximité des lavabos, un petit cabinet d'isolement pourvu de tout le matériel nécessaire.

D'autre part, le lavage des mains est une opération qui s'impose à chaque instant de la journée ; il est notoirement obligatoire avant chaque repas. Il est donc indispensable que les lavabos restent à toute heure du jour à la libre disposition des hommes.

Lavage des pieds. — La propreté des pieds présente, pour le soldat, une importance particulière.

Il importe que chaque soldat prenne au moins un bain de pieds par semaine, même en hiver.

On enseignera aux hommes que les ongles des pieds doivent être coupés courts, transversalement, sans être arrondis sur les côtés, afin d'éviter la prédisposition à l'ongle incarné. Enfin, recommandation sera faite à ceux qui transpirent abondamment des pieds de se présenter à la visite du médecin, car celui-ci peut les soulager de cette infirmité, gênante non seulement pour eux-mêmes, mais encore pour leur entourage.

Bains par aspersion. — Les hommes doivent passer à la douche au moins une fois tous les quinze jours. Pendant la saison chaude, lorsque les hommes ont fait des marches fatigantes, quand ils ont été couverts de sueur ou exposés à la poussière, il y a tout avantage à leur donner des bains supplémentaires. Le bien-être que ceux-ci procurent, les accidents locaux qu'ils permettent d'éviter compensent largement les dépenses occasionnées.

On veillera à ce que les hommes, après s'être mouillés rapidement la surface du corps au moyen d'une courte aspersion, se savonnent énergiquement, de façon à se débarrasser des poussières et des matières grasses.

Ils se rinceront ensuite convenablement sous un douche un peu plus étendue que la première.

Bains froids de rivière et de mer. — Lorsque la saison, la localité et le climat le permettent, ils est indiqué de faire prendre aux soldats des bains froids.

Linges de toilette. — Chaque homme reçoit deux serviettes de toilette. C'est trop peu. Ces deux serviettes doivent être réservées pour les soins de la figure. Des linges spéciaux, fabriqués avec des draps réformés provenant des corps de troupes, seront distribués pour servir au nettoyage des autres parties du corps et au moment des bains.

II. — Propreté des vêtements. — Il importe de veiller à la propreté des chemises, des caleçons et des chaussettes autant qu'à celle du corps lui-même. Ces sous-vêtements sont exposés à des souillures qui, chez des malades au début, peuvent, après dessiccation, essaimer la contagion.

Le linge de corps doit être changé au moins une fois par semaine et plus souvent si c'est nécessaire.

Les chaussures doivent non seulement être nettoyées extérieurement mais encore intérieurement.

Défense sera faite aux hommes d'échanger entre eux momentanément des effets d'habillement. Des sanctions sévères seront prises contre ceux qui ne se conformeraient pas à cette consigne.

III. — **Propreté des locaux.** — **Tenue des chambrées.** — Après le lever et lorsque les hommes sont habillés, les chambres seront largement aérées. On ouvrira toutes les fenêtres d'un même côté.

Le nettoyage à sec des parquets est rigoureusement proscrit. Sur les planchers enduits de substance pulvérifuge on passera une étoffe de laine légèrement imprégnée du produit adopté. Les surfaces imperméables seront nettoyées à l'aide du faubert ou de la serpillière mouillée, en ayant soin de les rincer fréquemment dans l'eau propre, afin de ne pas salir le sol.

Le matin, au réveil, les lits seront découverts pendant une heure au moins, les différentes parties de la fourniture étant successivement relevées et ployées au pied du lit.

Dans les casernes qui possèdent des salles de réunion, des chambres d'astiquage, il y aurait avantage à conseiller de ne pas fumer dans les chambrées, afin d'éviter la viciation de l'atmosphère. Dans le même ordre d'idées, on enlèvera tous les objets malodorants (chaussures, etc.).

Réfectoires. — Les réfectoires doivent être tenus avec soin ; la propreté engage à la propreté. Les hommes doivent manger lentement en évitant de souiller les tables, le sol ou leurs vêtements.

Coiffure. — Dans chaque unité, un soldats est chargé de la coupe des cheveux et de la taille de la barbe. Le service se fait ordinairement dans les chambrées où les hommes se réunissent. Il y a lieu de mettre fin à ces errements.

La circulaire du 30 mai 1907 a prévu, parmi les locaux accessoires pour chaque unité, une salle spéciale de coiffure, pourvue de lavabos.

Mais avant tout, pour retirer de ces diverses mesures tous les avantages qu'on peut en espérer, il faut que le soldat soit bien convaincu de leur nécessité et de leur importance. Il appartient aux officiers de tous grades, et surtout aux médecins, de diriger dans ce sens son éducation, afin qu'il prenne des habitudes de rigoureuse propreté dont il sera le premier à recueillir le bénéfice.

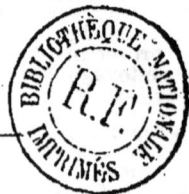

CATALOGUE

A la suite des nombreuses demandes qui nous sont parvenues, nous a... pour rendre service aux jeunes gens, groupé dans ce catalogue la liste des li... qui peuvent leur être utiles, avec en regard le prix franco. — Adresser demandes : 2, rue Boucher-de-Perthes, à Amiens.

J. BOULANGER

Sur demande, nous pouvons fournir tous les autres livres militaires sportifs.

Amiens. — Imp. Yvert et Tellier